Quantenheilung

ENTDECKEN SIE IHRE HEILKRÄFTE.
BRINGEN SIE IHR ENERGIEFELD IN
EINSTIMMUNG UND WERDEN SIE SO
SCHMERZEN UND KRANKHEITEN
LOS.

Inhaltsverzeichnis

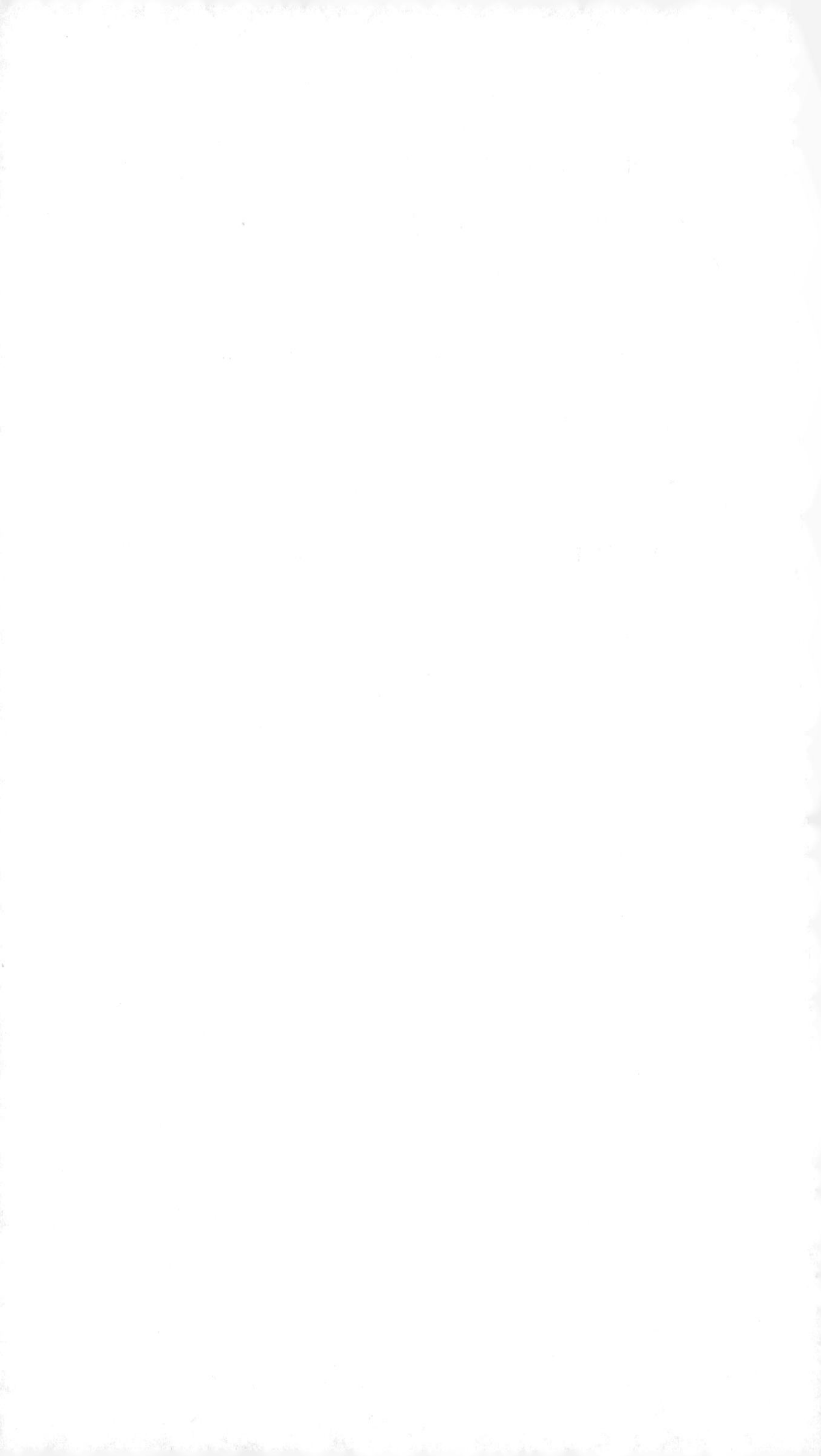

Die Macht der Gedanken zur Heilung nutzen, das muss kein Traum sein. In Wahrheit nutzen wir die Gedanken bereits dafür, auch wenn wir uns dessen nicht bewusst sind. Die Medizin weiß jedoch darum und bedient ihrer bereits. Das lässt sich am sogenannten Placebo-Effekt erkennen und auch daran, wie unser Glaube an eine Heilung gezielt gefördert wird.

Wenn sich jedoch die Medizin bereits der Verbindung zwischen Geist und Körper bewusst ist, warum sollten wir sie dann nicht ebenfalls direkt für uns nutzen? Das geht über die Quantenheilung. Dabei wird der klassischen Medizin und der Psychologie ein neuer, wissenschaftlicher Aspekt zur Seite gestellt. Gemeinsam ergibt sich daraus eine natürliche Kraft, die unsere Gesundheit und unser Leben positiv beeinfluss kann. Dafür müssen wir sie nur bewusst anwenden. Wie? Das kannst du auf den folgenden Seiten lesen.

Kapitel 1: Quantenheilung – Was ist das?

Was ist die Quantenheilung wirklich? Es kursieren einige Halbwahrheiten, viele unterschiedliche Definitionen und noch mehr Erklärungsversuche im Internet. Was sich jedoch dahinter verbirgt, lässt sich nur schwer begreifen und daher auch nur schwer in Worte fassen. Dennoch wagen wir hier einen Versuch, ein, wenn auch unvollständiges, Bild der Quantenheilung zu liefern. Warum unvollständig? Weil das Gebiet noch immer weitestgehend unerforscht ist und daher immer neue Anlässe für Mythen und Geschichten gibt.

Die eine Quantenheilung, als eine Disziplin, gibt es nicht. Es gibt dafür einige spirituelle, physikalische und gesamtheitliche Aspekte, die hier zusammenkommen. Gemeinsam beschreiben sie ein Phänomen, das sich mit dem Wort Quantenheilung beschreiben lässt.

Dieses Phänomen ist so alt und so neu zugleich. Es ist alt, denn es vereint spirituelle und philosophische Ansätze, die der Menschheit seit langem bekannt sind. Es ist neu, denn es vereint diese Ansätze mit neuen Erkenntnissen, die die Wissenschaft auf den Kopf gestellt hat.

Wer das Wort „Quantenheilung" hört und sich ein wenig in der Welt der Wissenschaft auskennt, wird dabei unwillkürlich an das Wort „Quantenphysik" denken. Hah, hier ist es, der Schock, der Brand, der Aufschrei. Ja, es gibt einige, die darauf schwören, dass die Quantenheilung auf der Quantenphysik beruht. Andere wiederum lehnen dies kategorisch ab. Warum aber bringen wir das Ganze dann auf den Tisch?

Beginnen wir bei der Philosophie. Das ist die Lehre von allem und sie ist allumfassend. Dabei wird aus der Natur geschlossen, Verhalten gedeutet und versucht, die Welt im Ganzen zu verstehen. Nehmen wir das einmal so in und, wie bei einem guten Rezept, stellen es zur Seite.

Nehmen wir die Physik. Diese beschreibt Phänomene, die unseren Vorfahren als Zauberei erschienen wären. Damit lässt sich erklären, wie Feuer ein Auto antreibt, wie Flugzeuge fliegen und wie sich sogar ein Gewitter im Labor gezielt erzeugen lässt.

Nehmen wir nun die Quantenphysik. Diese erkennt und beschreibt, wie alles doch irgendwie miteinander zusammenhängt und das sogar weit über das Vorstellbare hinaus. Das heißt auch, dass sich alles gegenseitig beeinflusst und ein System mehr ist, als nur die Summe seiner Teile.

Nun, das war alles ein wenig schnell, darum vereinfachen wir es hier. Nimmt eine Person ein Placebo, dann wird sie geheilt. Dieser Effekt ist bekannt, in Studien nachgewiesen und ausgiebig beschrieben. Das heißt aber auch, dass der Körper auf die Gedanken reagiert und sich heilt. Umgedreht, wer ständig glaubt, dass er ungesund lebt, wird krank. Während eine andere Person, die den gleichen Lebenswandel führt, aber glaubt, sie lebe gesund, nicht krank wird.

Wenn wir nun das Universum mit allem, was darin existiert, als ein System begreifen, dann ist auch alles miteinander verbunden. Das führt dann zu verschiedenen Quanteneffekten. Dazu gehört auch der Umstand, dass wir uns gesund denken oder krank denken können. Die Quantenheilung nimmt diese Effekte aus der Quantenphysik. Anstatt sie aber ungezielt und zufällig anzuwenden, setzt sie sie gezielt ein, um einen bestimmten Zustand zu erreichen. Da die Dinge miteinander verknüpft sind, was die Philosophen glauben und Quantenphysiker beweisen, gibt es immer eine Ursache und Wirkung. Um die gewünschte Wirkung zu erreichen, muss ich die richtige Ursache schaffen. Das kann indirekt durch Medizin oder direkt durch den richtigen Gedanken geschehen. Die Folge ist in beiden Fällen ein Input in das System Universum mit dem Output, dass wir eine Wirkung in uns erreichen.

Der Glauben hat in Form von Wunderheilungen mehrfach bewiesen, dass er wirkt. Natürlich wird dies gern belächelt und von der Hand gewiesen, weil man sich das alles nicht erklären kann. Das heißt, es ist nicht wahr, weil es nicht wahr sein kann. Das haben wir aber schon so viele Male in der Vergangenheit erlebt und am Ende war es dann doch wahr. So wissen wir heute, dass die Erde rund ist, sie sich um die Sonne dreht und das Feuer tatsächlich ein Transportmittel sein kann. Wir müssen es nur richtig einsetzen.

So, wie die ersten Automobile und davor die ersten Dampflokomotiven bestaunt wurden, so bestaunen wir heute die Fortschritte in unserem Verständnis vom Universum. Da ist es nur natürlich, dass einige dies ablehnen. Das ändert aber nicht, dass es bewiesen ist, dass im Universum alles miteinander verknüpft ist. Das erlaubt es eben auch dann den Gedanken, physische Einflüsse zu haben und sei es nur, indem sie uns stärken oder schwächen. Übrigens haben Psychologen letzteres schon lange vorher erkannt. Sie wissen, dass uns gute Gedanken gute Gefühle bringen und uns gute Gefühle heilen. Sie haben auch beschrieben, wie uns negative Gefühle krank machen und unseren Körper regelrecht zerstören können.

Die Quantenheilung ist also die Idee, die Verbindung von allem zu allem im Universum zu nutzen, um darüber einen bewussten Einfluss auf die Situation auszuüben. Dieser Einfluss kann heilen, Schmerzen lindern, das Lebensglück verbessern, mehr Selbstbewusstsein und mehr Erfolg bringen.

Kapitel 2: Das Wirkungsprinzip der Quantenheilung

Die Quantenheilung wird mitunter als die Heilung durch Zauberhand beschrieben. Die Wahrheit ist jedoch ein wenig komplizierter, ebenso, wie das Auto nicht durch Zauberhand angetrieben wird. Es nutzt die gezielte Verbrennung von Kraftstoff, um die nötige Energie für seine Bewegung zu erreichen.

Die Quantenheilung nutzt die Intention und darüber das Bewusstsein. Beide wirken sie auf das Energiefeld in uns und um uns herum ein und erreichen damit die gewünschte Wirkung. Diese wiederum besteht darin, Schmerzen zu lindern und Krankheiten zu heilen, die ihrerseits nur

Störungen des gleichen Energiefeldes darstellen. Darüber hinaus lassen sich damit Beschränkungen, Hemmungen und Blockaden lösen.

Die Quantenheilung ermöglicht also, einen weitestgehenden Einfluss auf uns selbst auszuüben, indem wir das Energiefeld um uns herum nutzen. Diese geschieht wiederum durch unser Bewusstsein und die Formulierung unseres Willens. Darüber hinaus lässt sich damit auch unser gesamtes Leben beeinflussen. Das heißt, Themen, wie Geld, Beruf und Beziehungen lassen sich darüber ebenfalls behandeln oder „heilen".

Nun lässt sich das Ganze schnell als Humbug abtun. Die Realität ist jedoch so, dass du von Problemen umgeben bist, wenn du denkst, das sei der Fall. Zugleich kannst du aber auch von Möglichkeiten umgeben sein, wenn du glaubst, dass dies der Fall ist. Nun sehen viele dies als eine Einstellungssache an. Die Wahrheit ist, dass dies genau stimmt. Die Einstellung bestimmt, wie sich dein Leben darstellt. Das bezieht sich aber nicht nur auf die Bewertung dessen, was dich umgibt, sondern auf alles, was um dich herum geschieht.

Unsere Wahrnehmung und damit unsere Realität wird von unseren Gedanken und Gefühlen bestimmt. Unsere Gefühle wiederum sind dem Einfluss unserer Gedanken unterworfen und umgekehrt. Beides zusammen steht unter dem Eindruck dessen, was um uns geschieht. Es schafft aber auch einen eigenen Eindruck auf das Geschehen.

Warum glauben wir, dass wir uns nur etwas ganz fest zu wünschen brauchen, damit es wahr wird? Weil uns allen dies schon einmal geschehen ist. Umgedreht, warum fühlen wir Probleme, ohne sie bewusst zu kennen? Warum fühlen sich Mütter schlecht, wenn ihre Kinder einen Unfall haben, ohne auch nur in der Nähe zu sein? Warum steigen manche Leute nicht in ein Flugzeug, bevor es abstürzt?

Im Universum ist alles mit allem verbunden. Wir können fühlen, wenn etwas Negatives auf uns zukommt. Wir können Positives in unser Leben bringen und wir können unsere Welt gestalten. Die Quantenheilung lehrt dies nicht und schafft es auch nicht. Sie beschreibt es nur, dieses Phänomen, das uns schon seit dem Anbeginn unserer Existenz begleitet.

Wie lässt sich das konkret umsetzen? Mit der Zwei- oder Dreipunktmethode wird ein Bereich im Körper eingegrenzt und damit dort ein Quantenfeld definiert. Dieses wird beobachtet, wodurch es sein Verhalten ändert. Es wird durch die Beobachtung berührt und baut sich danach neu auf. Das zeigt sich dann zum Beispiel als Heilung, wenn man in diesem Bereich vorher Schmerzen empfunden hat.

Tatsächlich ist dies sogar ohne die Berührung und ohne die Punkte möglich. Es geht hier um Gedanken, Quanten und Energiefelder. Da alles miteinander verbunden ist, berührt alles auch alles andere, egal, wo es sich befindet. Damit ist die Quantenheilung von Mensch zu Mensch auch über eine lange Distanz hinweg möglich. Das baut auf dem gleichen Effekt auf, der uns per Gefühl mitteilt, dass eine uns nahestehende Person unsere Hilfe braucht.

Die Punkte helfen Anfängern, sich zu konzentrieren. Sie sind für erfahrende

Anwender der Quantenheilung jedoch nicht nötig, da alles über Gedanken und Gefühle erreicht wird. Mit der Erfahrung vieler Heilungen können sie die Kraft, die dabei entsteht, kanalisieren, ohne sich körperlich über die Punkte auszurichten.

Kapitel 3: Die Wissenschaftliche Seite der Quantenheilung

Die Quantenheilung in ihrer Gesamtheit ist noch immer ein von der Wissenschaft eher abgelehntes Gebiet. Das wird auch noch lange so bleiben. Es gibt aber bereits seit einiger Zeit kleine Türchen, über die sie sich in die Arbeit der Ärzte einbringt. Das geschieht langsam und fast unmerklich. Wer jedoch genau hinsieht, wird erkennen, wie und wo dies geschieht.

Es gibt ein Phänomen, das auf die Existenz einer tieferen Verbindung zwischen Lebewesen hindeutet. Dieses wurde insbesondere bei Frühgeburten vor Jahren entdeckt und seitdem immer wieder angewendet. Wenn ein Baby zu früh geboren wird, sind seine Chancen, von allein zu überleben, sehr gering. Es ist noch nicht voll entwickelt und braucht daher Hilfe. Diese kam in Form eines Inkubators oder auch Brutkasten genannt. Es wurde jedoch entdeckt, wenn man das Frühchen auf die Mutter legte, so dass ein starker Hautkontakt dabei auftrat, überlebten sie ebenfalls.

Der gleiche Effekt zeigt sich generell bei Kranken. Wenn diese ausgiebig Körperkontakt mit einem geliebten Menschen aufnehmen, zum Beispiel durch Händchenhalten, heilen sie besser und schneller. Das heißt, Menschen geben einander Kraft. Diese Kraft muss übertragen werden.

Ein weiterer Effekt ist der sogenannte Rettungstod. Wenn jemand einen schweren Unfall überlebt hat, aber schwer verletzt ist, dann hält er mit seinem Willen durch. Er klammert sich an das Leben und will einfach nicht aufgeben. Rettungsärzte und -sanitäter beschreiben dies oft, wie die Leute nur deswegen überleben, weil sie einfach nicht sterben wollen. Wenn dann aber die Rettungswagen erscheinen, denken einige, sie haben es geschafft und lassen los. Dann sterben sie noch am Unfallort, bevor die Ärzte wirklich eingreifen können. Das heißt, die pure Willenskraft hat sie am Leben erhalten und sie haben den Kampf verloren, als sie selbst losließen.

Ein anderer Ansatz ist die ganzheitliche Betrachtung der Ärzte. Diese schauen längst nicht mehr nur auf die Krankheitssymptome. Sie fragen auch nach den Lebensumständen, denn diese haben einen Einfluss auf die Gesundheit der Menschen. Das kann direkte körperliche Zusammenhänge haben, wie zum Beispiel schwere Arbeiten, die den Körper mehr beanspruchen. Es geht dabei aber auch um psychologische Faktoren, also die Auswirkungen von Situationen und der Gedanken und Gefühle, die diese hervorrufen.

Darüber hinaus nutzen auch eingetragene Ärzte immer mehr alternative Heilmethoden, wie zum Beispiel die Hypnose oder Akkupunktur. Das bedeutet, sie nutzen ebenfalls die Macht der Gedanken und Energiefelder. Dies geschieht, weil sie erkannt haben, dass es mehr als nur rein körperliche Einflüsse auf die Gesundheit gibt. Diese Einflüsse lassen sich gezielt nutzen, um eine positive, eine heilende, Wirkung zu erreichen.

Kapitel 4: Die spirituelle Seite der Quantenheilung

Wie vieles in unserem Leben, so ist auch die Quantenheilung ein Glaubenssprung. Andere Glaubenssprünge bemerken wir kaum, wie den Glauben an uns, wenn wir das Heim der Eltern verlassen und ein eigenes Leben aufbauen. Der Glauben, dass es uns gelingt, einen Job zu finden, eine Familie zu gründen und dann viele weitere, kleinere Glaubenssprünge.

Mit der Quantenheilung besteht der Glaubenssprung darin, dass unser Bewusstsein heilen kann. Genauer genommen ist es der Glaube, dass unser Bewusstsein die Selbstheilungskräfte des Körpers aktivieren kann. Dabei kann es sich um unseren Körper oder den eines anderen Menschen handeln.

Der gleiche Glaubenssprung ist auch dann vonnöten, wenn wir uns entwickeln möchten, wenn wir das Gefühl haben, in unserem Leben festzustecken und keinen Ausweg finden. Dann ist es der gleiche Glaubenssprung, der unser Bewusstsein ausrichtet, unser Unterbewusstsein aktiviert und das Universum fokussiert. Damit können wir neue Wege finden, neue Möglichkeiten entdecken und neue Chancen schaffen.

Die Quantenheilung, die Quantenmechanik dahinter, verbindet uns mit allem im Universum. Damit können wir unseren inneren Frieden finden, unser eigener Schöpfer sein, uns heilen und unser Leben in den Griff bekommen. Damit nehmen wir den Einfluss der Welt in uns auf und üben umgedreht unseren eigenen Einfluss auf die Welt aus.

Mit der Quantenheilung verbinden wir die Ebene der Seele mit der des Körpers. Damit können wir unser Nervensystem fokussieren und Heilungsprozesse starten. Wie berühren dabei die ursprüngliche Energie, aus der die gesamte Materie des Universums und alle Gedanken hervorgegangen sind. Damit können wir eine Harmonie zwischen unserem Körper und unserem Geist schaffen und die Quanten-Matrix nutzen. Diese stellt biologische Informationsfeld dar, das uns mit unseren Gefühlen, Gedanken, Erinnerungen und Blockaden enthält. Diese Matrix formt unser Leben und unsere Realität. Greifen wir darauf zu, können wir uns und unser Leben so ändern, wie wir das wollen.

Kapitel 5: Die Anwendung der Quantenheilung mit der Zwei-Punkt-Methode

Die Quantenheilung nutzt die Verbindung zwischen uns, unserer Quanten-Matrix und dem Energiefeld des ganzen Universums. Damit lässt sie sich im Prinzip sehr einfach nur mit Gedanken nutzen und lenken. Am Anfang ist das jedoch ein wenig schwieriger, daher ist es gut, den Körper einzubeziehen, um den Fokus der Gedanken zu verstärken.

Während der Anwendung der Quantenheilung, gerade bei Anfängern, kann es passieren, dass man vorübergehend die Kontrolle über den Körper verliert. Das ist nicht gefährlich und auch nicht ganz unerwünscht, doch es ist etwas, auf das man sich vorbereiten sollte. Das geht dadurch, dass man die richtige Körperhaltung einnimmt. Leg dich entweder hin oder setze dich so, dass du nicht nach hinten fallen kannst. Das geht zum Beispiel auf einem Sofa, auf dem du dich an die Rücken und Armstütze anlehnst.

Bei der Quantenheilung geht es am Anfang nur darum, etwas zu heilen. Das heißt, es gibt einen Schmerz oder ein Leiden, das damit gelindert werden soll. Mit ein wenig Erfahrung lässt sich damit auch auf das ganze Leben Einfluss nehmen, doch es ist gut, erstmal klein anzufangen.

Beginne damit, den Bereich deines Schmerzes einzugrenzen. Sagen wir, er sitzt in der Hüfte. Nochmal, am Anfang ist es gut, viel mit den Händen zu arbeiten, obwohl das später nicht mehr nötig ist. Daher sollten nun beide Hände für einen Moment die schmerzende Stelle einfassen. Denk dir dabei, dass dies der Bereich ist, den du heilen möchtest bzw. dass du diese Schmerzen beenden möchtest. Das schafft ein Quantenfeld, in dem dann der eigentliche Effekt erzeugt wird.

Nun beschränken sich erfahrene Anwender darauf, diese Stelle zu beobachten und schaffen damit eine Verbindung mit dem Energiefeld, das am Ende die Heilung bringt. Das wird dir nach einiger Zeit auch gelingen, doch am Anfang musst du ein wenig daran arbeiten, den Fokus zu erreichen.

Dafür nimmst du nun eine Hand, zum Beispiel die rechte, von dem Bereich und legst sie auf dein Herz. Fühle, wie es schlägt und lass seine Kraft auf dich wirken. Schließe deine Augen und versinke in deinen Herzschlag. Dringe in ihn ein. Dann lässt du deine linke Hand über deinen Körper gleiten. Sie wird allein die richtige

Stelle finden. Diese kann sich direkt auf der schmerzenden Stelle, hier die Hüfte, befinden, oder irgendwo anders auf deinem Körper. Das ist kein Problem und lass dich davon nicht überraschen, dann die Hand öffnet den Weg für die Energie, die dich durchfließen wird.

Hat deine linke Hand bzw. die Hand, die du nicht auf dein Herz gelegt hast, die richtige Stelle gefunden, wird es nun Zeit, eine Verbindung zur Energie herzustellen. Dafür nimmst du deine andere Hand vom Herzen und lässt sie wandern. Auch sie wird selbst die richtige Stelle finden. Diese kann sich auf deinem Körper, in der Luft oder auf einem Gegenstand befinden. Sie bildet die Verbindung zum Energiefeld.

Sobald deine andere Hand die richtige Stelle gefunden hast, stellst du dir vor, wie eine Verbindung zwischen deinen Händen besteht. Häufig, nicht immer, befindet sich dabei deine linke Hand auf deinem Körper in der Nähe des Schmerzes und deine rechte in der Luft im Energiefeld. Mit deinen Gedanken bildest du nun eine Brücke von Hand zu Hand und die Energie wird nun über diese Brücke in deinen Körper fließen. Du spürst dies als Prickeln oder sogar als starke Welle. Dabei verlieren einige für einen Moment die Kontrolle über ihren Körper, daher ist es wichtig, über eine sichere Sitz- bzw. eine sichere Liegeposition zu verfügen.

Halte die Verbindung für eine Weile aufrecht und entspanne dich danach. Damit wird sie von allein beendet. Du wirst dich aber auch dann noch kraftvoll und besser fühlen. Der größte Schmerz wird sofort verschwinden und der Rest mit der Wiederholung.

Je öfter du die Quantenheilung anwendest, desto einfacher wird es für dich, eine

Verbindung mit dem Energiefeld herzustellen. Mit der Zeit wirst du dann in der Lage sein, auf die Bewegungen des Körpers zu verzichten. Du wirst dann nur mit den Gedanken die Brücke bauen und den Fluss der Energie in dir aufnehmen können. Damit kannst du dann auch andere heilen, selbst wenn sei weit von dir entfernt sind. Du kannst damit einfach nur meditieren und dich mit neuer Kraft füllen und du kannst dein Leben so nach und nach verbessern.

KAPITEL 6: DIE WIRKUNG DER QUANTENHEILUNG AUF UNS

Der Begriff der „Heilung" in dem Wort „Quantenheilung" ist ein wenig irreführend. Tatsächlich handelt es sich nicht einfach nur um einen Heilprozess, sondern einen Prozess der Transformationen. Dabei wird durch ein höheres Bewusstsein eine positive Veränderung herbeigeführt, die sich auf unser gesamtes Leben oder nur einen Teil davon beziehen kann.

Das überlieferte Wissen

Wir haben es in der Hand, wie groß oder wie klein die Veränderung, die wir mit der Quantenheilung erreichen können, ist. Wir wenden die Technik an, auch wenn wir dies nicht wollen. Selbst dann, wenn wir keine bewusste Verbindung mit dem Über-Bewusstsein aufbauen, ist diese Verbindung da. Sie wirkt auf uns, auch wenn wir nicht wissen, was wir tun. Daher bekommen wir in unseren Leben und unserer Gesundheit, was wir uns wünschen. Leider sind sich die meisten dessen einfach nicht bewusst.

Andere Länder, vor allem Entwicklungsländer, sind noch deutlich mehr mit der Natur verbunden. Sie kennen die Prinzipien, auch wenn sie sie nicht bewusst erklären können. Dennoch kontrollieren sie ihre Gedanken und versuchen, negative Anrufe des höheren Bewusstseins zu vermeiden. Zugleich versuchen sie, über Gebete einen positiven Einfluss zu nehmen. Das wahrlich Interessante erkennt man jedoch erst, wenn man länger in einer solchen Gemeinschaft lebt. Dann sieht man, wie die Angehörigen dieser Kulturen ein besseres und erfüllteres

Leben führen, auch wenn sie ärmer sind. Sie sind gesünder, haben mehr Glück und erreichen ihre Träume. Wie aber ist das möglich? Weil sie sich an das Energiefeld und die Natur wenden bzw. ihr folgen, anstatt ihr entgegenzuarbeiten. Hierzulande sehen wir diese Dinge als Aberglaube an und damit schaden wir uns nur selbst.

Die Quantenheilung, als ein natürliches Mittel, das uns allen zur Verfügung steht, funktioniert und wirkt dabei auf drei verschiedenen Ebenen zugleich. Damit öffnet sie uns die Türen zur Erfüllung unserer Träume. Dabei vergessen wir jedoch bald die falschen Träume, die uns die Werbung mit ihrem Konsumdenken einzugeben versucht. Wir erkennen die Dinge in ihrem echten Zusammenhang und sehen, was wirklich wichtig ist und wonach wir streben wollen.

Die Wirkung auf das Bewusstsein

Die Quantenheilung zuerst auf der Ebene des Bewusstseins. Dies beginnt damit, dass sie uns die selbstzerstörerischen Gedanken nimmt, die wir durch die Medien erhalten. Sie schüren in uns Selbstzweifel, Verwirrung und Unsicherheiten. Dann nutzen sie diese aus, um uns damit etwas zu verkaufen.

Die Quantenheilung lässt dich schnell fühlen, wie unwichtig diese Dinge sind. Damit schenkst du ihnen keine Beachtung mehr. Du versuchst nicht, dich über dein Aussehen, deine Kleidung oder dein Konsumverhalten zu definieren. Du bist einfach nur du und bist damit lockerer, stärker und selbstsicherer als jemals zuvor.

Du wirst auch erkennen, dass wir uns die meisten Sorgen umsonst machen. Diese drehen sich nur darum, nicht das zu verlieren, was wir ohnehin nicht brauchen.

Dann erkennst du, dass du nicht das viele Geld brauchst, um dir ein neues Auto zu kaufen. Wenn du das Auto nicht kaufst, kannst du es auch nicht verlieren. Du achtest dann nur darauf, was dir wirklich wichtig ist und gewinnst Zuversicht und Selbstvertrauen, wenn du dies umsetzt.

Vor allem aber wenden wir uns unseren echten Herzenswünschen zu, anstatt uns als ungenügend und unzureichend zu empfinden. Das sind genau die Gefühle, die die Werbung in uns schürt, indem sie uns vormacht, wir müssen dieses oder jenes kaufen, um gut genug zu sein.

Die Wirkung auf das Unterbewusstsein

Unser Unterbewusstsein stellt eine ständige Verbindung zu dem Energiefeld her und gibt uns unsere Gefühle. Diese stellen die Resonanzen des Energiefeldes auf unser Denken dar. Das heißt, wenn du negativ denkst, bekommst du eine negative Resonanz und du fühlst dich schlecht. Wenn du positiv denkst, bekommst du eine positive Resonanz und damit ein gutes Gefühl.

Wer sich von seinen negativen Gedanken treiben lässt, erntet negative Gefühle. Dann empfinden wir Angst, Wut, Selbstzweifel bis hin zu Selbsthass. Wir stehen uns damit selbst im Wege und lassen andere uns über diese Gefühle manipulieren.

Haben wir jedoch Klarheit in unserem Bewusstsein erlangt, können wir den richtigen Gedanken und damit unseren Herzenswünschen folgen. Dann verschwindet die Negativität von ganz allein und wir führen ein glückliches Leben.

Die Wirkung auf den Körper

Der Körper kann sich selbst heilen. Das wissen auch die Ärzte. Aus diesem Grund wollen sie einem Patienten, um den es ganz schlimm steht, nicht die Wahrheit sagen. Darum kämpfen sie auch um hoffnungslose Fälle und sie alle kennen Geschichten von denen, die es trotz aller Gegenanzeigen geschafft haben.

Viele Medikamente zielen nicht darauf ab, die Krankheit zu bekämpfen. Sie dienen dazu, die Selbstheilungskräfte des Körpers zu nutzen, um die Krankheit zu besiegen. Die Quantenheilung geht nun diesen Weg direkt, ohne Umweg über ein vermeintliches Medikament. Sie fokussiert das Energiefeld und bringt die Harmonie zwischen Körper und Geist zurück. Dann lassen sich auch die größten Leiden durch den Köper selbst lindern und beenden.

Kapitel 7: Mit der Quantenheilung gegen Schmerzen und Krankheiten

Wird die Quantenheilung im Ursprung des Wortes angewandt, zur Heilung von Krankheiten, muss man ein paar Dinge zuvor verstehen. Dazu gehört, was eine Krankheit ist und was eine Heilung eigentlich bedeutet. Wer das einmal verinnerlicht hat, wird kein Problem damit haben, die Quantenheilung erfolgreich zur Linderung von Beschwerden anzuwenden.

Was ist eigentlich eine Krankheit

Was wir als Krankheit wahrnehmen, sind nur die Symptome des Körpers. Diese stellen in Wahrheit dessen Abwehrreaktion auf die Krankheit dar, nicht aber die Krankheit selbst. Das heißt, ein Arzt, der die Symptome erfragt, möchte wissen, was der Körper denkt, worum es sich bei der Krankheit handelt.

In anderen Worten ausgedrückt, der Körper weiß, womit er befallen ist. Er kennt das Leiden und er kann auch darauf reagieren, nun, zumindest dann, wenn er sich mit dem Geist in einer Harmonie befindet. Liegt diese nicht vor, dann wird der Körper in seinem Umgang mit der Krankheit behindert oder sogar komplett daran gehindert, diese zu beenden.

In der ganzheitlichen Betrachtung wird die Biochemie des Körpers bereits mit der psychischen Stabilität der Person verbunden. Das heißt, hier wird schon ohne den Begriff der „Quantenheilung" zu verwenden erkannt, dass der Geist einen Einfluss auf den Körper hat. So wissen Mediziner, dass Stress psychisch empfunden und von dort auf den Körper übertragen wird. Der mental empfundene Stress kann dann physische Herzkrankheiten oder Magengeschwüre verursachen. Darauf aufbauend gibt es auch den anerkannten Bereich der psychosomatischen Krankheiten, bei denen der Geist die Krankheit des Köpers verursacht.

Denkt man das Ganze im Sinne der Quanten-Matrix und der Quantenheilung weiter, dann wird schnell klar, warum die einen nie und die anderen ständig krank werden. Die Ersteren befinden sich in einem Zustand der Harmonie zwischen Körper und Geist. Sie sind den gleichen Erregern und Risiken ausgesetzt. Dank der Harmonie kann jedoch ihr Körper mit all dem umgehen, ohne diesen negativen Einflüssen zu erliegen. Bei Letzteren behindern negative Gedanken den Körper. Damit werden den Erregern und Risiken des Lebens Tür und Tor geöffnet. Dann können sich Krankheiten und Unfälle manifestieren, bis hin zum Tode.

Was ist eigentlich eine Heilung

Die Heilung einer Krankheit ist genau genommen eine sehr, sehr gefährliche Sache. Sie besteht nämlich nach offizieller Sichtweise darin, die sichtbaren Symptome zu beenden. Die Symptome sind jedoch die Abwehrreaktion des Körpers auf die eigentliche Erkrankung. Keine Symptome, das heißt, keine Abwehr. Dann kann die eigentliche Krankheit sich entwickeln, wie sie möchte.

Zum Glück ist diese sehr, sehr falsche und gefährliche Auffassung einer Heilung nicht immer vorherrschend. Sie tritt jedoch bei bestimmten Erkrankungen auf, wo es dann nur noch um die Beendigung oder Maskierung der Symptome, aber nicht des krankmachenden Zustandes, geht.

Die Krankheit wird aus der Sicht der Quantenheilung als Ungleichgewicht zwischen dem Geist und dem Körper angesehen. Dabei öffnet dieses dann Krankheiten und Unfällen den Weg. Die Heilung ist dann ein Wiederherstellen der Harmonie. Dann kann der Körper sich der Erreger erwehren und mit richtigen Reaktionen im richtigen Moment Unfälle vermeiden.

Diese Sicht überträgt sich nach und nach auch auf die heutige Medizin. Es wird bereits versucht, bestimmte körperliche Zustände über eine Psychotherapie zu heilen. Die Ärzte wissen also, dass der Geist den Körper krankmachen kann.

Im Grunde genommen geht die Quantenheilung nur einen kleinen Schritt weiter. Betrachteten die Ärzte den Körper und die Krankheiten vorher nur aus der Sicht der Biologie, haben sie dies schon um die Psychologie erweitert. Nun müssen wir dem nur noch die Physik und vor allem die Quantenphysik hinzufügen.

Die Quantenphysik hat schon lange erkannt, dass sogenannte spukhafte Fernwirkungen existieren, die schon Einstein beschrieb. Dabei wurden Informationen zwischen Teilchen ohne Rücksicht auf die Entfernung zwischen ihnen übertragen. Diese Übertragung von Informationen, diese gegenseitige Einflussnahme, lässt sich nun zur Heilung einsetzen. Dabei wird einfach der

Zustand der Teilchen verändert, was sie von krank auf gesund umschaltet.

Nun sind jedoch die Zusammenhänge dieser Informationsübertragung und Zustandsveränderung nicht genügend erforscht. Daher ist es nicht immer möglich, einen Erfolg herbeizuführen oder gar zu erzwingen. Sie das Ganze als einen Vergleich zwischen einem Hobby- und einem professionellen Tänzer. Wenn du es mal in deiner Freizeit ausprobieren möchtest, zu tanzen, dann wag dich daran. Wenn es aber um eine echte Vorführung geht, überlass es den Profis.

Für dich bedeutet dies, dass du dich mit der Quantenheilung tatsächlich heilen kannst. Da jedoch weder du noch die Anwender alle Gesetzmäßigkeiten kennen, braucht die Anwendung der Quantenheilung grenzen. Diese können erst dann erweitert werden, wenn alles, was damit in Verbindung steht, zuverlässig kontrolliert werden kann. Bis dahin kannst du kleinere Leiden mit der Quantenheilung angehen und eine ärztliche Therapie unterstützen. Verzichte aber nicht auf den Arzt, wenn du schwer erkrankt bist und versuche dich an der Heilung mit Quanten. In einem solchen Fall solltest du der Medizin erlauben, deinen Geisteszustand positiv zu verändern, um die Heilung zu erlauben.

Ist die Quantenheilung gefährlich

Die Quantenheilung, wenn sie unbewusst angewendet wird, kann gefährlich sein. Das sieht man dann, wenn Leute ständig krank werden. Bei einer bewussten Anwendung wird jedoch genau das ausgeschlossen. Dabei wird der Geist von dem Unbewussten und eventuell Negativen zum Positiven verändert. Damit wird also eine Gefährlichkeit gerade ausgeschlossen.

Darüber hinaus ist es bekannt, dass Patienten an ihrer Heilung mitwirken müssen. Das heißt, Ärzte wissen, dass der Geist eine Verbesserung wünschen muss, damit sich diese einstellt. Daher ist eine in Eigenregie vorgenommene Quantenheilung zumindest immer eine Hilfe. Sie stellt dann nämlich genau den Geisteszustand her, der eine Heilung befördert.

Eine Gefährlichkeit kann jedoch auch dann vorliegen, wenn man auf die Quantenheilung bei einem schweren Leiden setzt und nicht auf einen Arzt. Dazu aber wurde hier schon ausgeführt, dass die wissenschaftlichen Grundlagen für eine Erfolgsgarantie noch nicht vorliegen. Das heißt, dass die Quantenheilung nur in Verbindung mit einer klassischen Therapie erfolgen sollte.

Bei einfachen, alltäglichen Leiden, dagegen ist es besser, auf die Selbstheilungskräfte des Körpers zu setzen und diese mit der Quantenheilung zu aktivieren. Das heißt, wenn keine lebensbedrohliche Situation vorliegt und man den Körper nur mit Medizin überschwemmen würde, hilft sie besser.

SCHLUSSWORT

Die Quantenheilung erkennt die Verbindung von allem mit allem im Universum durch das gemeinsame Energiefeld an. Damit sieht sie auch eine Möglichkeit, wie sich alles gegenseitig beeinflussen kann. Dabei gibt es immer eine Ursache und eine Wirkung. Wenn man also eine bestimmte Wirkung erreichen möchte, muss man nur die richtige Ursache setzen. Das geht im Grunde genommen sehr einfach, indem man eine Brücke zum Energiefeld herstellt.

Diese Brücke herzustellen, bedarf nur einer Willensanstrengung. Das ist jedoch am Anfang nicht so leicht. Daher kann man über die Zwei-Punkt-Methode mit dem Körper arbeiten, um eine symbolische Brücke für den Energiefluss herzustellen. Das geht dann im Weiteren auch ohne diese Hilfe.

Die Medizin ihrerseits hat schon mehrfach in kleineren Bereichen entdeckt, wie stark die Gedanken auf den Körper einwirken können. Damit konnten auch unerklärliche Heilungen erzielt werden. Die Quantenheilung gibt diesen Effekten eine Erklärung und erweitert das Gebiet der Anwendung.

Die Quantenheilung ist in ihrem derzeitigen Stand der Forschung jedoch noch keine allein wirkende und allgemeingültige Medizin. Da noch zu viel davon im Dunkeln liegt, muss zur Sicherheit im Falle einer schweren Erkrankung auch weiterhin auf die Schulmedizin zurückgegriffen werden. Bei alltäglichen, kleineren Leiden dagegen ist sie gut einzusetzen. Auch kann sie eine Therapie der herkömmlichen Medizin unterstützen.

IMPRESSUM

Text: Copyright © 2020 by ALI KALAI TLEMCANI

Impressum:

ALI KALAI TLEMCANI

1 Complexe El hassani Immeuble Amal 2

90000 TANGIER

Marokko

Fotos: © Pro500
/ https://depositphotos.com/332648376/stock-illustration-modern-futuristic-background-of-the.html

Wichtiger Hinweis:

Die in diesem Buch enthaltenen Informationen dienen ausschließlich informativen Zwecken und dürfen unter keinen Umständen als Ersatz für eine professionelle Beratung oder Behandlung durch ausgebildete und anerkannte Ärzte angesehen werden. Diese beinhalten keinerlei Empfehlungen bezüglich bestimmter Diagnose- oder Therapieverfahren. Die Inhalte dürfen niemals als eine Aufforderung zur Selbstbehandlung oder als Grundlage für Selbstdiagnosen und -medikation verstanden werden. Die Informationen spiegeln lediglich die Meinung des Autors wieder. Der Autor übernimmt für die Art oder Richtigkeit der Inhalte keine Garantie, weder ausdrücklich noch impliziert.

Sollten Inhalte des Buches gegen geltendes Recht verstoßen, dann bittet der Autor um umgehende Benachrichtigung. Die betreffenden Inhalte werden dann umgehend entfernt oder geändert.

www.ingramcontent.com/pod-product-compliance
Lightning Source LLC
Chambersburg PA
CBHW051333150726
47997CB00004B/1450